LES

CHIENS

LES CHATS ET LES OISEAUX

Paris. — Imprimerie VALLÉE, 15, rue Breda.

LES

CHIENS

LES CHATS
ET LES OISEAUX

TRAITÉ D'HYGIÈNE

PAR

E. SANFOURCHE

PARIS
CHEZ L'AUTEUR, 81, RUE DE CLICHY
Et au bureau du *Petit Journal*
RUE DE RICHELIEU

1866

DU CHIEN ET DE SON HYGIÈNE

I

PHYSIOLOGIE DU CHIEN

Dès les temps les plus reculés, le chien a toujours été l'ami et le compagnon de l'homme.

On retrouve dans les traditions et dans un très-grand nombre de livres des récits touchants de leurs rapports intimes. L'*Iliade* et les *Pandectes*, entre autres, nous révèlent des faits curieux, et la mythologie même a pris soin de glorifier le fidèle animal.

Sans compter le chien d'Ulysse et celui du

jeune Tobie; on cite mille dévouements, mille exemples de l'affection inaltérable de ce fidèle animal.

Le chien, indépendamment de la bonté et de la force, possède toutes les qualités qui le rendent digne d'un attachement sincère, et souvent un pauvre roquet peut consoler un malheureux du dédain et de l'abandon des hommes. Il y a dans le regard du chien une tendresse, une mansuétude plus éloquentes que la parole même. La férocité, l'ardeur carnassière du chien sauvage cèdent dans le chien domestique aux sentiments les plus doux, au désir de s'attacher et au besoin de plaire. N'est-ce pas lui qui met aux pieds de son maître ses talents et son courage? n'est-ce pas lui qui possède toute la chaleur des sentiments, la fidélité, la persévérance dans ses affections? Ni l'ambition, ni l'intérêt ne le dirigent, et sa seule crainte est celle de n'être pas aimé : il est rempli d'ardeur, et d'une obéissance passive.

Sensible au bienfait, le chien oublie les outrages et les mauvais traitements. Rien n'est plus vrai que ce vieil adage, « le chien baise la main qui le frappe, et son œil intelligent semble demander pardon d'une faute qu'il n'a souvent pas commise. »

Ce bon animal se soumet aux caprices, aux volontés qu'on lui impose ; il accepte le joug, devient ce qu'on le fait, et consent à dompter ses sentiments pour être agréable à son maître. Chez l'homme l'amour seul accomplit ce miracle passager, tandis que chez le chien, plus il avance en âge, plus son dévouement augmente, plus il s'attache à celui qui l'a nourri.

Aux premiers jours du monde, lorsque l'homme voulut soumettre les animaux, quand il devint le roi de la création, il lui fallut un auxiliaire pour réussir : il choisit le chien. Puis, par une pensée commune, l'un et l'autre subjuguèrent et vainquirent des êtres bien plus puissants qu'eux-mêmes, et fondèrent alors un empire qu'ils ont toujours conservé depuis. Le chien dirige les troupeaux et poursuit avec le chasseur les bêtes des forêts ; il garde nos maisons et les défend contre les ennemis de toutes sortes. On en a vu souvent sauver la vie de leur maître et retirer de l'eau, aussi bien que du feu, des malheureux qui sans leur secours auraient succombé inévitablement.

De tous les animaux le chien est celui dont la nature est laplus variée. Il existe une multitude de races qui diffèrent entre elles par la taille, l'allure entière du corps, la longueur du museau, la direction et le mouvement des oreilles, la couleur et la qualité du poil.

Toutes ces races s'accouplent et produisent

ensemble; aussi est-il très-difficile de suivre ces croisements qui varient à l'infini. On ne distingue pas d'une manière certaine, parmi les races les plus connues, celles qui avoisinent le plus la souche primitive.

Cependant l'idée générale des savants spéciaux est que les chiens à poil rude, à museau effilé et à oreilles droites, sont plus près que les autres de l'état de nature.

Le chien de berger possède ces signes au plus haut degré; aussi est-il regardé comme celui qui conserve le mieux le type primitif et comme le chef de toutes les espèces connues. Son intelligence est aussi très-remarquable, il fait presque de lui-même ce qu'on lui enseigne et devine son devoir dans un geste et dans un regard. Ce même chien a produit dans les climats du Nord le chien de Sibérie, le chien loup, celui du Canada et celui de la Laponie, très-apprécié pour les services nombreux qu'il rend aux habitants de ces pays glacés.

Le même chien transporté dans les zones tempérées, comme la France et l'Allemagne, s'est éloigné davantage de l'état de nature ; il est devenu la souche du dogue, du mâtin et du chien courant.

Le basset et le braque, le barbet et l'épagneul sont de la même famille.

Les deux premiers appartiennent essentiellement à nos latitudes, car ils dégénèrent lorsqu'on les transporte dans des contrées brûlantes.

Le barbet et l'épagneul au contraire sont nés en Afrique et en Espagne : le soleil leur a fait pousser des soies longues et fines et, chose étrange, le même phénomène existe chez les chiens des pays septentrionaux.

Ceci prouverait combien les Arabes et les Espagnols sont conséquents lorsqu'ils s'enveloppent de leurs burnous pour se garantir de la chaleur torride qui les accable. Tout aussi bien les Lapons se couvrent-ils dans une intention opposée. La nature apparemment le veut ainsi.

Le petit épagneul, transporté en Angleterre, a produit le gredin et le king's-charles. Le mâtin exilé au Nord a donné le grand danois; tandis qu'au Sud il devenait le lévrier. Le grand danois conduit en Irlande, en Tartarie, en Grèce, est devenu la souche du chien irlandais le plus grand et le plus beau de tous.

Le dogue vient d'Angleterre : transporté en Danemark, il a donné naissance au petit danois, tandis que dans le Midi, il a perdu son poil et est devenu ce qu'on appelle très-improprement le chien turc, car il n'y a pas d'animal de cette espèce en Turquie.

A ces races tant primitives que secondaires, ajoutez :

Le lévrier métis, enfant du lévrier et du mâtin;

Le chien de Calabre, issu du grand danois et du grand épagneul;

Le burghos qui provient du petit épagneul et du petit danois;

Le bouffe engendré par le grand épagneul et le barbet;

Le petit barbet venant du petit épagneul et du barbet;

Les bichons havanais si recherchés aujourd'hui.

Le dogue de forte race, issu du berger et du mâtin.

Tous ces chiens sont des métis simples provenant de races pures et devenus eux-mêmes chefs de race par la multitude de croisements.

Pour remonter à la source, il faudrait, ainsi

que je l'ai dit, suivre le croisement depuis l'origine.

Les qualités et les défauts ne se transmettent pas avec une égalité parfaite. On a remarqué que les chiens à longs poils étaient généralement plus fidèles et plus intelligents que ceux à poils ras. Les chiens dont la tête est étroite et fuyante n'ont pas les facultés développées des larges cerveaux et des têtes rondes.

Le barbet passe aux yeux de beaucoup de gens pour le plus heureusement doué parmi ses rivaux; il n'y a pas de régles néanmoins sans exceptions.

Les chiens sauvages qu'on voit en Amérique, en Afrique et dans les Indes proviennent probablement de chiens apprivoisés, perdus ou délaissés dans ces déserts : ils conservent les qualités de leur premier état.

En vain a-t-on cherché le chien primitif, le

chien de la nature, on n'a trouvé que le loup, le renard et le chacal, qui en effet diffèrent moins du chien que le mouton de la brebis, le bouquetin de la chèvre.

Le renard et le loup ont pu concourir, tous les deux peut-être, à multiplier les races de chiens.

Le renard et le loup s'accouplant avec la chienne, produisent : ceci est incontestable.

Ainsi que le dit M. Pennant, naturaliste distingué, dans son *Traité zoologique britannique*, le chacal est de tous les animaux celui qui approche le plus du chien. Ses habitudes sont tellement semblables qu'il considère ce dernier comme un chacal apprivoisé.

L'opinion de Pallas, sur ce point, paraît un peu flottante : dans quelques-uns de ses écrits, il avance que le chacal est, sans contredit, la souche de nos chiens ; il tire cette conclusion des ressemblances de la taille, de la figure et aussi des mœurs et des habitudes. Dans d'autres, au contraire, Pallas semble donner au chien une origine entièrement artificielle ; il ne le considère pas comme sorti d'une souche particulière, mais bien comme le produit d'une union accidentelle d'autres animaux tels que le loup, le renard et le chacal.

Guldenstaedt est certain, et semble affirmer après les observations qu'il a faites, que le chacal a donné naissance au chien, et que ce dernier ne fait absolument que ce que pourrait faire le premier s'il était apprivoisé.

Avant de nous occuper de l'hygiène de ces animaux si intéressants, je donnerai la liste des différentes espèces de chiens de chasse, ce qui n'est pas la partie la moins importante de ce petit traité ; car un grand nombre de personnes n'estiment le chien qu'en proportion des services qu'il rend.

II

LES CHIENS DE CHASSE

Les espèces qu'on dresse le plus facilement pour la chasse sont : les bassets, les braques, es épagneuls et les les lévriers de grande aille.

Les barbets et les dogues peuvent aussi endre quelques services, mais le cas est plus rare. Les terriers écossais, que les Anglais appellent *fox*, chassent parfaitement le renard. Cette race s'empare des rats sans qu'on soit obligé de les dresser à cette poursuite. Les fox sont même plus habiles que les chats à ce genre d'exercice.

Le chien courant chasse pour lui, pour son plaisir, pour la curée; le chien couchant chasse pour son maître, sans aucun intérêt.

Les bassets, qui viennent de l'Artois, chassent le lièvre et le lapin, mais surtout les animaux qui se terrent comme les blaireaux, les renards, les putois et les fouines. Leur poil est ordinairement noir et feu : ils ont la queue en trompette et les pattes de devant contournées en dedans; ils donnent de la voix et quêtent admirablement. Leur corps est long, très-bas, leurs pattes courtes et leur tête assez bien coiffée.

Les braques sont de toutes tailles, bien campés, vigoureux, légers, hardis, infatigables. Ils ont le poil ras, et leur intelligence est fort grande. On cite d'eux des traits fort remarquables.

Les braques ont le nez excellent et chassent le lièvre, sans donner de la voix. Ils arrêtent parfaitement les perdrix, les cailles et généralement toutes les bêtes à plumes.

Les chiens couchants chassent haut le nez, et arrêtent tout gibier à moins qu'ils n'aient été autrement élevés. Ils sont grands et forts, très-rapides. Les meilleurs viennent de l'Espagne.

Les épagneuls ont le poil très-fourni; ils conviennent mieux dans les pays marécageux et couverts, car ils vont à l'eau avec une grande facilité, chassent le lièvre et le lapin; ce qui ne les empêche pas d'arrêter la plume.

Leur flair est excellent; leur ardeur et leur courage extrêmes.

Les lévriers hauts de jambes, aussi rapides que l'éclair, courent « à vue » le loup et le sanglier et surtout le lièvre qu'ils forcent avec une facilité incroyable.

Parmi les chiens courants, il en est qui chassent le lièvre, le lapin; mais leur passion spéciale est la poursuite du chevreuil, du cerf, du sanglier, et, en un mot, de tout ce qu'on appelle la grosse bête.

Quel que soit le poil de ces chiens, il faut qu'il soit doux, fin et touffu; leurs naseaux doivent être ouverts et leur corps allongé, de la tête à la queue ; la tête moyenne et nerveuse, le museau pointu, l'œil grand, élevé, net, luisant, plein de feu, l'oreille grande, souple, pendante, le cou long, rond et flexible, la poitrine large, les épaules charnues, le ventre avalé, la cuisse détachée, le flanc sec, décharné, la queue forte, à sa naissance seulement, la patte sèche et l'ongle gros et court.

Les barbets sont très-forts, et ils servent dans certains pays, à guetter et à détourner le cerf. Les dogues sont également employés à attaquer les bêtes dangereuses.

La vénerie a été de tous les temps le plaisir des grands seigneurs, et la chasse à courre, particulièrement, est un des divertissements les plus enivrants que l'on connaisse. Il y a deux espèces de vénerie : l'ancienne vénerie française aussi brillante, mais moins fougueuse que la vénerie anglaise. On emploie à cette chasse nos chiens du Poitou dont la voix sonore et les jarrets de fer n'ont certainement rien d'égal au monde. Ces animaux peuvent courir des journées entières sans être las et d'un train continu.

La vénerie anglaise est pour ainsi dire, une surprise. On part et on arrive comme par la vapeur. Les chiens muets qu'emploient nos voisins d'outre-Manche, se précipitent, atteignent, forcent le gibier avec une rapidité sans seconde.

La meute du duc de Beaufort a été battue deux fois de suite par nos équipages Poitevins, dans les épreuves qu'elle était venue tenter; et ce n'est pas là une petite victoire pour les gentilshommes qui l'ont remportée.

En France nous faisons durer la chasse plus longtemps qu'en Angleterre et si ce plaisir est moins excentrique, du moins est-il plus agréable.

Il ne suffit pas d'aller vite, il faut ménager ses ressources. Nos voisins en ont fait l'expérience ; ce qui n'empêche pas le monde élégant d'avoir adopté leur manière, de préférence à la nôtre.

III

HYGIÈNE

Je vais donner maintenant, quelques détails sur la manière d'élever les chiens, — particulièrement ceux qui habitent toujours les appartements, — et sur les soins qu'ils réclament en cas d'absence de secours éclairés.

Les chiens de chasse doivent avant tout rester au chenil.

Un chenil convenable doit être composé de *boxes* séparées, les unes pour les chiens, les autres pour les chiennes. Ces compartiments d'environ cent mètres de superficie ne peuvent contenir plus de dix ou douze chiens. Il faut de préférence les exposer au midi, car le soleil est plus sain pour les animaux.

On dresse une sorte de lit de camp à l'extrémité de chaque box, dans la forme d'une mangeoire d'écurie. On le construit en fer si c'est possible. Le sol doit être bitumé. Lorsque cette opération n'est pas possible, on se contente d'un parquet, quoique l'un ne vaille pas l'autre, le bitume est préférable à la planche, par cette raison qu'il n'absorbe pas l'urine, et qu'il ne conserve pas d'odeur. Il est indispensable de changer la paille au moins une fois par semaine, et d'avoir le soin de laver le fond du lit de camp. Un chenil, pour être sain, doit être passé à la chaux vive au moins une fois tous les trois mois.

Pour maintenir les chiens en bon état de propreté, il est utile de les faire coucher sur de la paille ayant servi de litière aux chevaux; ou dans le cas où il serait impossible de s'en procurer, sur la paille d'avoine, que l'on trouve généralement partout.

NOURRITURE

Voici comment je conseille de procéder pour la nourriture des chiens de chasse.

Les chiens tout élevés, — j'entends par là les chiens âgés de dix mois au moins, — recevront une seule fois à manger par jour, le soir de préférence. De cette manière les animaux évacuent la nuit, et on a l'avantage d'avoir toute la journée les boxes parfaitement nettes. Les plus jeunes devront manger deux fois.

Il faut composer la nourriture de têtes de moutons et de légumes, de préférence des pommes de terre et des choux. La soupe se trempe avec du pain demi-blanc, ou du remoulage de farine assez commun, très-facile à se procurer.

La soupe épaisse convient parfaitement aux chiens. Il faut veiller à ce qu'elle soit tiède quand ils la mangent, et surtout avoir soin de la saler un peu.

Pour remplacer le fameux bâton de soufre, si généralement ordonné par les commères, (et qui ne peut produire aucun effet, le soufre étant insoluble), il faut, de préférence à toute autre chose, mettre dans la boisson du chien, et que l'on devra changer chaque jour, une forte poignée de graine de lin.

ACCOUPLEMENT

Le meilleur procédé pour obtenir de bons produits est de faire les accouplements de préférence vers le mois de mars. La chienne portant de soixante à soixante-trois jours, l'on peut être certain d'obtenir de beaux résultats, puisque les petits auront deux bonnes saisons à passer contre une mauvaise. Dès qu'ils seront nés, on s'assurera que la mère a assez de lait pour les nourrir ; dans le cas contraire, on en retire plusieurs, afin de ne pas l'épuiser, car en laisser plus qu'elle ne pourrait en nourrir, serait non-seulement une cause d'épuisement, mais encore une conséquence de faiblesse pour les petits.

La chienne peut nourir ceux qui lui resteront pendant six semaines ou deux mois, au bout de ce temps-là les petits peuvent manger de la pâtée faite avec du lait. A cinq mois, ils seront soumis au régime indiqué plus haut, c'est-à-dire la soupe donnée deux fois par jour.

SOINS A DONNER APRÈS LE SEVRAGE

Pour faire passer le lait de la chienne, il faut employer le carbonate de chaux et le vinaigre bien mélangés ensemble. A l'aide de cette pâte, on fait une friction matin et soir sur les mamelles de la nourrice, pendant dix jours et on lui donne à boire en même temps, pendant les dix jours, une décoction de persil bouilli dans du lait.

On purge ensuite la lice avec de l'huile de ricin : cinquante grammes en deux fois, à un jour de distance, si c'est une grosse chienne, ou trente grammes si c'est une petite.

Je passe maintenant aux chiens d'appartements qui exigent un tout autre régime.

Ces chiens sont très-sujets à différentes maladies, et cela bien souvent par la faute de leurs maîtres qui les gâtent à force de soins. Rien n'est plus dangereux que les préservatifs. Laissez agir la nature si l'animal se porte bien, ne le rendez pas malade par des précautions inutiles et souvent dangereuses.

Je parle ici, surtout pour les petits havanais, les petits griffons d'Ecosse, les terriers anglais, les king's-charles, les levrons et les lévriers, tous, plus ou moins à la mode à tour de rôle et se détrônant les uns les autres, suivant le caprice de l'inconstante déesse la mode, qui les adopte ou les repousse à son gré.

Quand vous avez un petit chien à élever, si vous êtes assez sûr de vous pour résister à ses mines, à ses chagrins, à ses jeûnes volontaires, ne lui donnez que du pain avec un peu de viande hachée : vous lui conserverez ainsi la beauté de ses soies et la pureté de son haleine, en lui faisant une santé excellente, et en le préservant de presque tous les accidents.

Si vous êtes trop faible pour adopter ce sage parti, accoutumez le chien à vos habitudes, donnez-lui, à chacun de vos repas, un peu de viande, de légumes et de fruits. Quand votre repas est terminé, il faut que celui de votre petit compagnon le soit également. Exigez qu'il vous suive et qu'il n'ait pas toute une journée devant lui une soupe qui surit et le dégoûte.

On peut donner à un chien fait, un peu plus de viande qu'à un jeune, surtout de la viande blanche, du veau et de la volaille.

Relativement à la maladie, j'ai vu par expérience que ce système de nourriture loin d'être contraire, était utile, attendu qu'il donnait au chien une force plus grande, un estomac plus solide, ce qui lui permettait de résister neuf fois sur dix, tandis que les chiens mal nourris ou du moins ne recevant qu'une nourriture débilitante, telle que pâtée à l'eau ou autre, succombaient dans les mêmes proportions.

Si vous habitez loin d'une ville et que vous n'ayez pas près de vous un médecin pour soigner vos petits favoris, acceptez et retenez l'aperçu que je vais vous donner des moyens à employer dans les indispositions auxquelles ils sont le plus sujets.

IV

DES SOINS A DONNER AUX CHIENS DANS LEURS MALADIES

Je crois inutile de donner une description anatomique du chien, car mon intention n'est pas de faire ici de la science. Ces pages légères doivent être à la portée de tous. Il suffit donc de savoir qu'il existe beaucoup d'analogie entre la structure de l'homme et celle de son fidèle compagnon.

Les chiens sont tous plus ou moins sujets à ce qu'on appelle la maladie, autrement dit la gourme, laquelle s'annonce généralement de la manière suivante.

Le chien ne mange presque plus, il devient triste, tousse beaucoup et a presque toujours le corps dérangé. Il faut donc lui faire prendre tout de suite un vomitif.

Tartre stibié	1 centigr.
Sirop d'ipécacuanha.	15 gram. (1).

Dès qu'il aura vomi une première fois, on lui fera avaler de force et à plusieurs reprises de l'eau tiède en grande quantité, jusqu'à ce qu'il la rende pure. Ensuite on lui administrera chaque jour, deux lavements d'eau de graine de lin. Pour boisson on lui fera prendre de l'eau de son coupée avec du lait, et sucrée avec du sirop de gomme. S'il y a écoulements par les yeux et par les narines, on

(1) Toutes les formules sont données par quantités à administrer aux petits chiens d'appartement ; pour les chiens dlus forts, augmenter suivant leur taille.

passera tout de suite un séton au cou, en ayant soin d'animer la plaie avec de l'onguent vésicatoire. Il faut laisser le séton jusqu'à ce que l'écoulement ait complétement disparu puis le supprimer et purger le malade pendant trois jours, le matin à jeun, avec une demi-cuillerée d'huile de ricin.

Le traitement terminé, et pour rendre des forces, on fera prendre pendant quinze jours environ, le matin à jeun, une cuillerée à café de sirop de quinquina.

DIARRHÉE

Les chiens sont sujets dans beaucoup de circonstances à cette maladie, aussi cruelle que funeste.

Le remède à employer lorsque la maladie est simple, c'est de donner trois fois par jour trois fortes prises de sous-nitrate de bismuth, dans une cuillerée à bouche de sirop de coings, toujours deux heures après ou avant le repas. On usera aussi de quelques lavements à l'amidon, et l'on fera boire de l'eau de riz, édulcorée avec du sirop de coings. Le lait doit être supprimé complètement pendant la maladie et la diète absolue.

Si au contraire le chien n'a qu'une indisposition légère, si les yeux sont seulement un peu troublés, et les fonctions peu régulières, on se contentera d'une faible purgation d'huile de ricin, à la dose d'une cuillerée à café, administrée le matin, pendant trois ou quatre jours.

Cette purgation est la meilleure, la plus douce et la plus efficace.

C'est une grande erreur de croire que les purgatifs violents sont les meilleurs. Il faut au contraire avec les petits chiens agir comme avec les enfants, et avoir pour eux une prudence infinie, leur constitution étant très-délicate.

VERTIGES

Les affections nerveuses sont très-graves chez les petits chiens ; elles se traduisent par des convulsions souvent effrayantes pour les personnes qui ne savent pas ce que c'est.

Cette espèce d'épilepsie se manifeste ordinairement à la tête, qui devient tremblante. Les muscles de la face et des joues se contractent ensuite.

Une salive épaisse sort de la bouche, et les attaques se renouvellent de plus en plus violentes.

L'animal tourne en rond sur lui-même et souvent du même côté : tout le corps étant agité de fortes contorsions.

Ces attaques sont en général très-difficiles à guérir,

J'indiquerai néanmoins la meilleure manière de le tenter.

Aussitôt qu'on s'aperçoit des premières crises, il faut poser aux quatre pattes un fort synapisme de farine de moutarde et de vinaigre, et cela pendant une demi-heure, après quoi on remplace ces synapismes par des morceaux de ouate.

Pendant ce temps-là on tient des compresses d'eau glacée, ou même de la glace sur la tête de l'animal. On lui fait boire ensuite, de demi-heure, en demi-heure, une cuillerée du mélange suivant :

Huiles d'amandes douces.	Une partie
Sirop de pavots.	Deux »
Sirop d'éther.	Une »

Dès que l'on s'aperçoit qu'il y a du mieux,

on administre un petit lavement fait avec de la graine de lin et un peu de pavots blancs.

Je recommande aussi, après ces moyens épuisés, le bain avec 200 grammes d'eau sédative, et pendant ce bain, des douches froides sur la tête. Après le bain, si le mieux n'est pas venu, apposer à l'anus trois sangsues, et administrer la potion suivante :

Teinture alcoolique de valériane.	10 gouttes.
Teinture d'aloès	1 gram.
Sirop d'éther.	10 »
Sirop de laitue.	20 »
Eau distillée.	120 »

JAUNISSE

J'ai eu bien des fois, l'occasion d'observer la jaunisse très-caractérisée chez les chiens : la peau devient jaune, surtout sous le ventre et aux oreilles ; les lèvres, la gueule et le tour des yeux offrent aussi la même couleur.

Cette maladie est souvent provoquée par la frayeur, le saisissement, ou même par une grande joie.

Il faut, dès qu'on aperçoit ces symptômes, faire prendre au chien le vomitif suivant :

Tartre stibié.	5 centigr.
Sirop d'ipécacuanha. . .	10 gr.
Eau distillée.	20 gr.

que l'on mêle très-fortement.

- Aussitôt que le chien aura rendu une fois, on lui fait prendre de l'eau tiède jusqu'à ce qu'il la rende pure.

Puis on lui administre deux lavements par jour composés d'eau de carotte, de chiendent et de graine de lin.

Cette même décoction sert de boisson, coupée avec du lait, et sucrée avec du sirop de gomme.

Il faut faire deux fortes frictions par jour, sur les reins, avec de l'eau sédative, et poser sur le ventre des cataplasmes nitrés.

En cas d'écoulement par le nez, — ce qui arrive assez souvent, — on placera un séton sur le cou.

GALE

La gale chez le chien, est une imflammation chronique de la peau dont l'origine git dans certains cas idiopathiques.

Dans d'autres elle est le résultat de la contagion. A dire vrai, sa propriété contagieuse, n'est pas toujours aussi grande qu'on l'a supposé. J'ai vu des chiens coucher longtemps en compagnie d'autres affectés de la gale, sans la gagner ; mais chez quelques individus la prédisposition est telle qu'ils en ont été atteints par le contact le plus court et le plus léger. La gale acquise par contagion est plus susceptible de se communiquer que celle qui résulte d'une constitution particulière. Elle est également héréditaire : ainsi une chienne couverte par un chien galeux donne souvent des petits galeux. Lorsque c'est la chienne qui est atteinte de la gale, bien certainement les petits en sont affectés tôt ou tard. J'ai vu des petits chiens qui étaient couverts de gale peu de jours après leur naissance.

Lorsque des chiens, sont réunis en plus ou moins grand nombre, l'âcreté de leur transpiration et de leur urine fait naître une gale très-difficile à guérir. Une mauvaise nourriture, une paille sale et froide produisent cette maladie, laquelle résultera encore d'une nourriture trop abondante et d'une habitation très-close et manquant d'air.

Il faut au début de la maladie, quand elle atteint des chiens élevés, faire pratiquer une saignée générale. Deux jours après on les frotte avec un onguent dont voici la formule :

Huile empyreumatique de Boulo. . 2 parties.
Fleur de soufre. . . . . 2 parties.
Savon antiseptique de Sanfourche . 2 parties
Huile de lin, en suffisante quantité pour l'usage.

Mélangez le tout et employez ce remède tiède. Quand l'animal a subi cette friction pendant six jours, on lui fait prendre un bain de trois quarts d'heure, dans lequel on aura fait dissoudre 25 grammes sulfure de potasse par 2 litres d'eau.

Ceci fait, il faut laisser reposer le chien deux jours, et lui donner une purgation d'huile de ricin à la dose de quinze grammes pour un chien ordinaire, et de trente, pour un chien de forte taille.

S'il y a lieu, après un intervalle de deux ou trois jours, il faudra recommencer les frictions et les bains, jusqu'à parfaite guérison. Si cependant la maladie était trop invétérée, et que l'on fût obligé d'en arriver aux dépuratifs, je conseillerais l'emploi du sirop de salsepareille à la dose de une cuillerée à dessert le matin à jeun pour les chiens ordinaires, et une cuillerée à bouche pour les plus forts.

VERS

De toutes les espèces de vers qui vivent et se reproduisent dans le corps du chien le TENIA est sans contredit le plus difficile à chasser. J'ai vu environ cent cinquante anneaux de ce ver dont chacun était un animal rendu par un chien. Réunis les uns au bout des autres, les anneaux auraient pu faire le tour de son corps. On trouve quelquefois les ténias ramassés en boule, et formant ainsi une obstruction complète dans les intestins.

FORMULE

Savon empyreumatique. . . . 1 gr.

Aloès en poudre . . . . 25 cent.
Mercure doux . . . . 50 cent.

Racine de fougère mâle, en quantité suffisante pour faire 20 pilules de 10 centigrammes (environ).

Faites prendre une de ces pilules le matin pendant dix jours, et le onzième donnez 15 grammes de sirop de nerprun.

Après quelques jours de repos, si les vers ne sont pas complétement disparus, recommencez le même traitement.

Les STRONGLES, ayant la forme de vers de terre, mais d'une couleur blanchâtre, sont les plus communs dans le corps du chien, et deviennent souvent mortels pour les jeunes, par les convulsions auxquelles leur grand nombre donne lieu. (Même traitement que dessus.)

Les ASCARIDES, petits vers semblables à des fils, tourmentent aussi les chiens et habitent principalement le rectum ; ils font éprouver une démangeaison insupportable qui force les animaux à se frotter contre la terre. Généralement, ils ne paraissent pas causer de grands accidents. Le moyen à employer pour les chasser est de donner aux petits chiens, le matin à jeun pendant trois jours :

Calomel à la vapeur 5 cent. dans une cuillerée à bouche de lait sucré, et un lavement chaque matin, composé de :

Suie de cheminée.	5 gr.
Eau.	125 gr.

BLESSURES ET CHUTES

Il arrive souvent, qu'un chien tombe par une croisée, saute par-dessus un treillage, est contusionné ou blessé par un cheval, etc. Je prévois ici les mille accidents qui peuvent survenir. Il faut donc aussitôt qu'un chien a reçu un coup, savoir d'abord s'il n'a rien de fracturé, car, dans ce cas, on devrait avoir recours à un homme de l'art. Si au contraire il y a plaie ou simple contusion, voici le traitement à faire suivre.

Dans le cas de plaie, il faut appliquer deux fois, matin et soir, pendant quelques jours, avec un fort tampon d'étoupe, la teinture d'aloès pure, puis coupée par moitié avec de l'eau, jusqu'à ce que la guérison soit parfaite.

Dans le cas de contusion, il faut simplement faire prendre, pendant 9 jours — le matin à jeun, — 5 gouttes pour le petit chien, 10 gouttes pour le gros, de teinture d'arnica dans une cuillerée à bouche d'eau sucrée. On fait ensuite des frictions sur les parties sensibles avec de l'eau sédative pure.

RAGE

Malgré toutes les précautions, peut-être même à cause de toutes ces précautions, fausses certainement, — je parle ici de la malheureuse muselière, — chaque année de nombreux accidents viennent jeter l'épouvante dans nos villes et dans nos campagnes : ces accidents sont causés par ce mal redoutable que l'on nomme la rage. Quelles sont les causes de ce mal? On les ignore : son développement est rapide, la mort est certaine ! Tel est le triste tableau, que j'ai été trop souvent à même de constater.

Cette maladie est indubitablement de très-ancienne date, car on trouve à ce sujet des rapports authentiques qui remontent à plus de deux mille ans.

Elle est décrite avec quelque exactitude par Oristade et Dioscoride. D'autres auteurs anciens en parlent aussi. L'histoire a continué à nous en indiquer de nombreuses traces, surtout en Europe, où ce mal paraît avoir régné avec une fureur épidémique. L'Espagne subit ses ravages en 1500, et elle fut très-commune à Paris en 1604. Cent ans après, l'Allemagne fut atteinte par ce terrible fléau.

Le rapport suivant sur la rage chez les chiens,

est le résultat d'une attention assidue pendant un grand nombre d'années, jointe à des occasions de faire des observations si fréquentes et si étendues que peut-être ces occasions ne sont arrivées à personne autre qu'à moi.

Les sujets qu'on m'amène journellement pour les placer sous ma direction, sont surveillés avec attention pendant toute la durée de leur existence, c'est-à-dire 7 à 9 jours, et les différentes variations marquées avec soin. Tous les remèdes connus sont essayés ainsi que beaucoup d'autres et, lorsque la mort arrive, un examen attentif des lésions internes a lieu toutes les fois que l'on peut espérer en tirer quelque lumière. La nécessité d'une connaissance précise de cette terrible maladie, paraît évidente quand on considère son existence et l'ignorance que l'on a encore de ce mal et des moyens de le guérir.

Le terme de rage par lequel cette maladie

est généralement connue ne donne pas une idée fort exacte du mal. Par le mot enragé, on suppose, naturellement, qu'un chien affecté de la rage doit nécessairement être farouche et furieux. Dans tous les tableaux que l'on nous a faits de la rage, elle nous est ainsi représentée. Ce fait n'est pas complétement exact, attendu que dans le plus grand nombre de cas, les malheureux chiens, victimes de cette maladie, reconnaissent la voix de leur maître et cela, souvent jusqu'au moment où ils succombent.

Si la qualification de « rage » est vraiment un terme incorrect, celui « d'hydrophobie » par lequel la rage est quelquefois désignée, est encore plus éloigné de toute exactitude scrupuleuse.

En effet, il est aussi peu applicable à la maladie des chiens, que l'expression « coqueluche » l'est pour le mal auquel l'homme est sujet.

Un autre préjugé populaire, quoique un peu

moins dangereux que le précédent, mais tout aussi généralement reçu, est celui qui dit qu'en retirant un ver (imaginaire bien entendu) de dessous la langue pendant le bas âge du chien, on l'empêchera de devenir enragé plus tard ; on affirme même que s'il le devenait, il ne pourrait pas mordre.

J'ai été témoin d'accidents très-sérieux, causés par cette opinion assez généralement répandue, que le chien évite par instinct ceux de ses congénères qui sont enragés. Rien n'est plus faux. J'ai souvent placé, pour expérimenter, des chiens enragés avec des chiens en bonne santé : ces derniers ne paraissaient pas avoir la moindre crainte et ne cherchaient même pas à les éviter.

Un fait également contraire à la vérité, c'est que ni le sang, ni la chair d'un chien enragé, lorsqu'il est mort, ne produisent la moindre horreur sur les autres chiens.

La grande chaleur a longtemps passé pour procréatrice de la rage, mais cette opinion n'est pas discutable, puisque l'on connaît plusieurs pays sous la zone torride, qui sont entièrement exempts de la rage canine.

Je m'appuierai sur l'autorité de BUROVE pour dire qu'elle est presque ou même tout à fait inconnue dans le vaste continent de l'Amérique méridionale. Elle est également étrangère à plusieurs des îles Açores, et VOLNAY dit qu'il n'en a jamais entendu parler en Égypte.

LARAIS et d'autres nous affirment que la rage n'a jamais visité le climat brûlant de la Syrie. Elle ne règne pas davantage dans les pays froids et, quoiqu'elle visite quelquefois les contrées septentrionales, elle ne sévit pas de préférence sous le ciel glacé du Nord.

On assure que la rage est absolument inconnue dans le Groënland, tandis qu'au contraire dans les climats tempérés elle se manifeste davantage, non pas peut-être à cause de la position de ces pays loin des tropiques, mais seulement parce que dans ces climats se trouvent situées les régions les plus peuplées, et qu'il est naturel qu'on fasse plus d'attention qu'ailleurs à la maladie.

La rage est assez fréquente aux États-Unis de l'Amérique et nous la connaissons, hélas! trop bien dans toute l'Europe.

Cette maladie se déclare spontanément chez le chien, le chat et les animaux du même genre. Chez les autres bêtes, elle est transmise le plus souvent par des morsures, attendu que le virus se trouve dans la salive des quadrupèdes qui en sont atteints.

Le chien est l'animal chez lequel la rage se développe le plus fréquemment, soit que la maladie se déclare spontanément, c'est-à-dire sans cause connue, soit qu'elle ait été le résultat de la morsure d'un animal atteint.

SIGNES CARACTÉRISTIQUES DE LA RAGE.

L'animal devient triste ; il y a chez lui abattement général, dégoût pour tous les aliments, même pour ceux qu'il prend ordinairement. Lorsqu'il mange, c'est en très-petite quantité, et en quelque sorte pour obéir à son maître. Cependant j'ai vu des chiens manger et boire avec beaucoup d'avidité jusqu'au moment de mourir.

L'animal malade se laisse tomber plutôt qu'il ne se couche. Il est indifférent à tout ce qui se passe autour de lui. A ces signes premiers, en succèdent d'autres plus caractéristiques. L'œil devient fixe, hagard, enflammé et haineux.

La tête est basse. Il tient sa queue entre ses jambes, il fuit la lumière et les corps brillants ; il se couche dans les endroits sombres, toujours la tête enfoncée dans la paille — s'il y en a près de lui, — ou sous un objet quelconque.

Tous ces indices augmentent vers le quatrième ou cinquième jour généralement.

Le chien est alors agité, il se lève, cherche à fuir le logis et pousse parfois des hurlements qui ressemblent à la voix d'un chien courant. On le voit mâchonner indistinctement tous les objets qui sont à sa portée ; il avale ceux qu'il tient entre ses mâchoires, mord l'eau qui reflète son image, méconnaît parfois son maître, se jette sur les chiens, et court çà et là, déchirant ce qui se trouve sur son passage.

La salive devient plus épaisse et plus abondante : elle est colorée par tous les corps plus ou moins boueux que le chien a mordus, de telle sorte que l'animal atteint offre à la vue le plus affreux spectacle.

S'il n'est pas arrêté dans sa course, il finit toujours par tomber d'épuisement et il meurt dans les convulsions. Il y a des cas où le chien enragé perd complétement la voix : un assoupissement constant pourrait faire croire à une autre maladie ; mais lorsqu'on touche un animal atteint de rage, ce contact lui donne une secousse qu'on dirait électrique, et il se précipite sur l'objet avec fureur. Il urine comme les jeunes chiens, lèche et boit son urine et mange ses excréments. On peut être sûr qu'un chien est enragé quand il mord non pas pour se défendre, mais par besoin de mordre.

Le chien enragé n'écume pas comme on veut bien le dire, il salive seulement un peu. Il arrive quelquefois qu'une bête qui a été mordue par un chien enragé, ne devient pas malade, et voici comment j'explique le fait. Si la morsure porte sur une partie de poil long et fourni, la bave ne peut être inoculée, et reste sur les poils. Un chien qui a été mordu, doit rester généralement cinquante jours enfermé, et il est bien rare qu'après ce délai, ce chien devienne enragé.

Aussitôt qu'un animal a été mordu, il faut 1° laver et faire dégorger la plaie, soit avec de l'eau salée ou de l'eau étendue d'arnica ; 2° cautériser de préférence et à plusieurs reprises avec un caustique liquide, tel que ammoniaque, acide phénique, teinture d'iode, etc. S'il est impossible de se procurer sur les lieux un de ces trois caustiques, on emploiera le fer rouge, en ayant soin d'agrandir la plaie et de cautériser profondément.

J'engage donc tous mes lecteurs propriétaires de chiens, de mettre en observation pendant neuf jours, leur chien, dès qu'ils le verront triste. Dans cet intervalle, on aura le temps de se rendre compte de la maladie, puisque la rage ne dure jamais que sept jours.

CHANCRES DE L'OREILLE.

Cette maladie est un ulcère de mauvaise nature, dont le siége est au bord inférieur de l'oreille. Il paraît occasionner une démangeaison intolérable que les secousses continuelles de la tête du chien aggravent de plus en plus.

Les chiens de chasse sont les seuls ou à peu près qui se trouvent affectés de cette maladie. Les chiens courants qui ont les oreilles arrondies y sont moins sujets que ceux qui les ont dans toute leur longueur; aussi, a-t-on pris l'habitude de les arrondir lorsque ce mal paraît. A mon avis, on ne réussit que lorsque l'opération se fait bien au-dessus du chancre.

On emploie aussi la cautérisation par le feu, à l'aide d'une substance caustique, mais les résultats en sont toujours incertains.

Un onguent fait avec parties égales de soufre et de goudron, doit être appliqué une fois par jour sur l'oreille, lorsqu'on a fait l'amputation, et l'on donne deux ou trois bains d'eau blanche par jour, de vingt minutes chaque.

Il faut avoir soin de bien garantir les oreilles du mouvement brusque de la tête, à l'aide d'un serre-tête.

CATARRHE DE L'OREILLE.

Les symptômes de cette maladie se manifestent généralement de la manière suivante : le chien, très-tourmenté par une cruelle démangeaison, secoue continuellement la tête, et si l'on presse le bord de l'oreille, la matière en sort : l'animal témoigne une grande douleur. Lorsque le catarrhe dure longtemps, l'oreille se bouche et le sens de l'ouïe se perd.

J'ai vu aussi quelques cas où l'ulcère s'est

étendu sur la face et avait pris un caractère cancéreux.

Cette maladie a généralement pour cause l'action de l'eau sur l'intérieur des oreilles. Il est à remarquer que les chiens qui vont à l'eau sont plus sujets que les autres au catarrhe.

Toutes les espèces de chiens peuvent en contracter aussi, mais les chiens de Terre-Neuve, les barbets, les épagneuls, les caniches, les griffons, le havanais, et les king's-charles en sont plus fréquemment affectés.

Les longs poils qui garnissent leurs oreilles tiennent ces parties chaudes, y conservent l'humidité et déterminent ainsi un amas de fluide, ou d'humeur.

Cette maladie prise au début peut être guérie en faisant passer un séton au cou, en dégageant les oreilles des poils qui les entoure, et en ayant le soin, chaque fois qu'on les a nettoyées avec un linge fin, de donner une très-petite injection complète avec de l'eau d'alun à la dose de 28 grammes d'alun par 100 grammes d'eau.

Ce traitement pratiqué pendant un mois, on supprimera le séton : si c'est un gros chien, on le purgera avec 50 grammes d'huile de ricin pris en deux fois. La dose sera moitié moins forte pour un petit.

V

QUELQUES TRAITS DU CARACTÈRE DU CHIEN.

Mon intention n'est pas de mentionner ici les chiens célèbres de l'antiquité. Tout le monde connaît l'histoire d'Aubry Didier, du chien de Montargis, et de celui de 1830. Quoique cette dernière anecdote m'ait été racontée avec diverses variantes, j'ai lieu de supposer qu'il y a eu plusieurs sujets pour le même rôle, et cela diminue considérablement l'intérêt du drame.

Je raconterai donc simplement quelques faits relatifs à l'intelligent animal qui nous occupe, et ces faits, je l'espère, intéresseront mes lecteurs.

Au siége de Sébastopol, un chien qui avait suivi notre armée, trouvait dans chaque soldat un ami, dans chaque officier un protecteur : ce chien ne quittait jamais, même sur le champ de bataille, le régiment qui l'avait adopté, et il marchait devant les soldats. Le bon animal avait des caresses pour les blessés, des jappements de douleur pour les morts, il savait, dans la mêlée comme après le combat, chercher et trouver le chirurgien, pour l'amener près de ses amis ; puis il hâtait la marche par ses aboiements, afin de le conduire plus vite vers celui qui souffrait.

Certain jour, le chien fut blessé à son tour : une balle ennemie lui cassa la patte et au lieu de rester couché en criant, ainsi que n'eût pas manqué de faire un guerrier moins expérimenté, il s'en alla clopin clopant trouver le docteur qu'il avait tant de fois appelé pour ses camarades les soldats.

Celui-ci, s'empressa de soigner le chien avec le même zèle et la même affection que si c'eût été un homme.

L'animal guérit, mais il resta boiteux.

Pendant sa vie militaire, le chien avait eu des instincts de dévouement et de courage ; il eut aussi sa part de gloire.

Nous l'avons vu rentrer à Paris avec nos troupes victorieuses suivant le porte-drapeau du corps auquel il appartenait. Il marchait fier et heureux. Sa patte brisée pour la patrie attirait sur lui l'attention et les caresses de tous. Il reçut autant de gimblettes que nos soldats recevaient de fleurs. La bonne bête regardait souvent en arrière, comme pour s'assurer que ses amis le suivaient tous, et qu'ils avaient tous aussi, leur part de triomphe et de bonheur.

*

On cite la ténacité et l'intelligence d'un chien dont l'idée fixe était d'entrer aux Tuileries. Peut-être était-ce un ambitieux? Peut-être aussi quelque sentiment de reconnaissance l'attirait-il au palais de nos souverains? Y venait-il chercher quelques souvenirs de famille? Je ne sais. Quoi qu'il en soit, il se voyait toujours chassé impitoyablement ; ce qui ne l'empêchait pas de recommencer le lendemain avec une persévérance sans égale.

Un jour, il se glissa sous la voiture de l'empereur qui rentrait au palais. Comment l'animal devina-t-il qu'on n'oserait pas venir l'arracher à un pareil asile? Demandez aux chiens où ils apprennent tout ce qu'ils savent. Bref, celui-ci entra, et parvint jusqu'à la cour... où il avait affaire apparemment.

Enchanté d'un moyen si efficace il se promit d'y avoir recours encore : il fit tant et si bien que l'Empereur le remarqua. Napoléon III fut touché de cette volonté absolue de se rapprocher de lui, et lui accorda les grandes entrées. Depuis lors, non-seulement les portes lui ont été ouvertes, mais encore, par un ordre suprême, il a été admis à la cuisine où on l'a traité en favori.

« Patience et longueur de temps
» Font plus que force ni que rage. »

a dit celui qui faisait si bien parler les bêtes et qui leur prêtait tant d'esprit, le bon La Fontaine.

Un médecin de ma connaissance m'a raconté un fait, qui a été déjà répété bien des fois, mais il m'a assuré que celui dont il s'agit lui était arrivé à lui-même. Homme de cœur, très-ami des animaux, mon docteur ne se croit pas déshonoré en leur donnant ses soins. Une nuit, il fut éveillé par les cris plaintifs que poussait un chien sous sa fenêtre, dans la rue. Très-impatienté d'abord, il chercha bientôt à suivre ce qui se passait, et mû par un sentiment de compassion, il descendit pour voir ce pauvre animal et tâcher d'apaiser ses souffrances.

Le chien gisait par terre, une patte cassée; seulement n'étant point, comme celui de Sébastopol, engagé au service, il ne se trouvait pas obligé de montrer du stoïcisme, et il se plaignait. Le docteur, prenant l'animal dans ses bras, le porta chez lui, le déposa sur son lit et pratiqua l'opération nécessaire.

Cela fait, il le garda chez lui le temps indispensable à sa guérison. Lorsque le chien put marcher, après avoir beaucoup caressé son sauveur, il demanda à sortir et disparut. Nul ne sut de quel côté il s'était dirigé et on finit par ne plus songer à lui.

Quelques mois après le charitable praticien

entendit une nuit de nouveaux cris poussés sous sa fenêtre.

— Ah ah ! se dit-il, mon pensionnaire se serait-il cassé une autre patte ? Voyons cela.

Sur ces paroles, il descendit et ouvrit la porte. En effet, le chien se trouvait là assis sur ses pattes de derrière, ayant auprès de lui une petite chienne, blessée, dont les gémissements indiquaient une vive souffrance.

— Par ma foi ! s'écria le docteur, il ne sera pas dit qu'un si bon et si intelligent animal m'aura imploré en vain : entrez tous les deux. Le second chien fut guéri comme le premier.

M. X..., agent de change à Paris, avait une petite chienne levrette, élevée chez lui, à laquelle il tenait beaucoup et sa femme plus encore. Mme X... tomba malade et resta trois ans étendue sur un lit de douleur. Elle finit par succomber, lorsque toutes les ressources de l'art et de la nature eurent été épuisées.

La petite chienne, pendant ces trois années, demeura installée dans un fauteuil placé près du lit de sa maîtresse et ses regards restaient fixés sur elle avec compassion.

Après la constatation de la mort, on procéda aux funèbres préparatifs, on apporta le cercueil capitonné dans lequel on déposa le corps de Mme X... Il ne restait plus qu'à placer et à visser le couvercle. Pendant qu'on alla le chercher, sa fidèle gardienne se glissa et se blottit à côté de sa maîtresse.

On chercha partout la petite bête, et ce ne fut qu'au moment de fermer la bière qu'on la découvrit sous le linceul. On eut beaucoup de peine à l'arracher de cette place, et rien ne put ensuite lui faire abandonner le lit dans lequel Mme X... était morte.

M. X... touché de l'affection de ce charmant animal, et voulant aussi lui éviter les mauvais traitements des domestiques, l'a confiée à mes soins et a payé sa pension chez moi jusqu'à sa mort.

Pauvre chienne! Elle n'a jamais repris la gaîté, malgré tous mes efforts et les bons traitements qu'elle a reçus de toutes les personnes de ma maison!

Un très-joli petit griffon atteint de la jaunisse fut très-tendrement soigné par Mme de*** pendant plus d'un mois. Le mal empira, on le plaça sur un lit afin d'être plus à portée de le panser ou de lui faire prendre ses remèdes

Il resta là cinq jours comme mort; le cinquième, après une absence de quelques heures, la maîtresse du griffon malade, rentrant dans la chambre, aperçut les yeux de l'animal constamment fixés sur elle et trahissant une expression déchirante. Il essaya de se lever et n'y pouvant parvenir il se traîna sur le lit, afin de se rapprocher. Mme de***, vin près du chien, qui aussitôt voulut lui lécher le mains. Hélas! il n'en eut pas la force et il expira.

Evidemment la petite bête pressentait sa fin et dépensait son dernier souffle pour témoigner sa reconnaissance.

Le chien est l'emblème d'une fidélité sans bornes et entièrement désintéressée. Il n'est ni piéges ni corruption, si tentantes qu'elles soient, qui puissent lui faire trahir la confiance de son maître.

Dans les rues de Paris, nous voyons sans cesse des camions, surveillés par des chiens en l'absence de leurs conducteurs, et malgré les nombreux stratagèmes employés par les voleurs pour détourner leur attention, on a rarement entendu dire qu'ils aient réussi à tromper la vigilance de l'incorruptible gardien.

Dans un petit village à quelque distance de Paris, le cimetière séparé de l'église est entouré par de hauts bâtiments. On n'y pénètre que par une seule entrée fermée par une porte de bois.

Un pauvre homme laissa en mourant un petit chien terrier inconsolable de sa mort. Pour l'amener à manger, on fut obligé de porter sa nourriture à côté du défunt.

Quand on partit pour l'église, l'animal suivit le cercueil, mais il fut chassé, renvoyé du cimetière par le fossoyeur, qui ferma la porte. Le lendemain matin, celui-ci retrouva le chien couché sur la tombe de son meilleur et de son seul ami : il s'y était creusé un lit dans la terre. Comment était-il revenu? comment avait-il pu pénétrer dans ce lieu de douleur?

On n'a jamais pu le savoir. Le fossoyeur, cela se comprend, le fit sortir de nouveau, mais le lendemain il était encore de retour. Un jardinier prit alors l'animal chez lui, chercha à se l'attacher en le gâtant de son mieux. Il ne put réussir, et dès que le chien put saisir l'occasion, il retourna à son poste. Le brave homme ne voulut plus contrarier la pauvre bête, à laquelle il construisit une petite cabane, dans ce lieu qui lui était si cher et chaque jour il lui portait à boire et à manger.

Le pauvre chien ne vécut pas longtemps, il mourut victime de sa douleur et de ses regrets.

M. S..... avait ramené de Belgique un très-beau chien qu'il destinait à son frère, demeurant à Paris, aux Champs-Élysées. Celui-ci, n'ayant pas d'emplacement pour loger le chien, l'envoya à un de ses amis, en le priant de le lui garder.

Pendant les quelques jours que l'animal passa chez le frère de M. S..... il s'attacha beaucoup à lui, et en donna bientôt une grande preuve.

Il n'était venu chez son maître qu'en voiture et ne s'était jamais éloigné de la maison, aussi ne connaissait-il nullement la ville. Lorsqu'on l'eût emmené à quinze lieues plus loin, il partit, et quoiqu'il ignorât son chemin, il arriva en très-peu de temps, guidé par son instinct, chez l'ingrat qui le repoussait.

Reçu avec attendrissement il vit ses maîtres se gêner pour lui faire place. Quel ami eût donné une si touchante preuve de tendresse?

Un officier peu riche, possédait un chien barbet, nommé Azor, fort laid, toujours sale et crotté, mais dont l'instinct était au-dessus de toute compréhension.

Il remplissait l'office d'un domestique; tout le quartier le connaissait et les fournisseurs étaient au fait de ses allures, car il se présentait chez eux avec un papier attaché à son collier, et sur lequel était inscrit ce qu'on devait lui remettre.

Un jour il fut envoyé chez le charcutier, avec mission de rapporter six saucisses, qui furent soigneusement enveloppées dans un papier et qu'il prit dans la gueule. L'animal s'en allait réfléchissant, car, — ne l'oubliez pas, — les chiens pensent, et le fumet appétissant des saucisses lui montait au nez, en éveillant son appétit. Il avait grande envie d'en manger une, une seule. Mais elles étaient comptées, et l'on se fût certainement aperçu du larcin. Et pourtant quelle tentation! Comment faire? N'y avait-il pas un moyen d'accorder le devoir avec la gourmandise, sans encourir la correction dont il avait si grand'peur?

Une idée lumineuse vint au chien. Les saucisses étaient comptées, oui! mais elles n'étaient pas mesurées sans doute. Toutes les saucisses n'ont pas la même longueur. Cette pensée fit construire tout un plan dans sa cervelle et il l'exécuta sur-le-champ, avec l'adresse d'un écolier en maraude.

Au lieu de suivre le chemin ordinaire dans

lequel passait beaucoup de monde, il avisa une ruelle déserte, bordée de grands jardins, et il y entra. Une fois caché là, dans l'enfoncement d'une porte, il se livra aux délices du fruit défendu. Chaque saucisse fut délicatement mordillée aux deux bouts, puis il les replaça toutes tant bien que mal dans le papier et retourna triomphant chez son maître.

Le crime fut enfin découvert, mais le moyen de gronder l'animal après un pareil trait? L'eussiez vous fait, lecteur? Je ne le crois pas. Quant à moi, je n'en aurais pas eu le courage.

VI

OPINION DES ANCIENS SUR LES CHATS ET LES CHIENS.

Pour compléter ce petit opuscule, je crois devoir parler ici non-seulement des chiens, mais encore des animaux dits d'appartement, qui demandent des soins assidus et qui sont quelquefois aussi aimés de leurs maîtres que les bichons favoris.

Parmi ceux-ci, le chat tient la première place et, beaucoup de gens le préfèrent aux chiens, tandis que d'autres l'accusent de trahison et de méchanceté.

... .. Le chat n'a mérité
Ni cet excès d'honneur, ni cette indignité.

Cet animal appartient évidemment à une race calomniée, race qui a beaucoup de bon, est d'une grande utilité et dont les défauts sont moindres assurément que les qualités.

Dans l'antiquité le chat eut des autels. Les Egyptiens l'élevèrent au rang de dieu ; il était embaumé et enseveli à Babotte, où il recevait les honneurs de l'apothéose. Ce peuple était persuadé que pendant un incendie, les chats se sentaient agités de mouvements divins et, en pareil cas, les habitants de l'Egypte se plaisaient à examiner leurs évolutions, plus encore qu'à arrêter le progrès du feu.

Si quelqu'un de ces animaux s'élançait dans les flammes, on déplorait ce malheur. (*Dict. universel*, 1772.)

On peut apprendre aux chats à faire plusieurs tours de passe-passe, à danser en cadence, à sauter dans un cerceau, ou à s'élancer pardessus un bâton.

Vers 1750, le public assista, à la foire Saint-Germain, à un concert de chats. Ces animaux revêtus d'un vêtement uniforme étaient postés dans des stalles, et l'on plaçait un cahier de musique devant eux. Au milieu des virtuoses se tenait un singe qui battait la mesure.

A un signal convenu, les chats poussaient des cris, ou plutôt des miaulements, dont la diversité formait des sons, plutôt aigus que graves, ce qui était tout à fait risible. Quelques violons accompagnaient cette musique discordante. Un grand nombre de personnes, parmi lesquelles des gens très-graves, allèrent maintes fois se dérider instants à ce spectacle singulier. (Buffon, 1800.)

En Egypte, un Romain, à ce que raconte Diodore, ayant eu le malheur de tuer un chat, la populace furieuse assiégea sa maison, et ni l'autorité du roi qui envoya ses gardes pour le protéger, ni le respect du nom romain, ne purent sauver cet imprudent.

En temps de famine, ces peuples seraient morts de faim plutôt que de toucher à cet animal sacré. Quand il en mourait un de sa mort naturelle, tous les habitants de la maison où était arrivé l'accident se rasaient les sourcils, en signe de deuil : on embaumait le chat, et on l'ensevelissait honorablement.

Cette vénération était fondée sur l'opinion établie parmi les Egyptiens qu'une déesse, pour éviter la fureur des géants s'était incorporée dans cet animal.

Voyons maintenant, ce que les mêmes auteurs disent de la race canine.

En Perse, les Guèbres ou Parsis ont une grande vénération pour les chiens. Un des livres de leur loi leur enjoint d'être charitables envers ces animaux. C'est, selon eux, un grand mérite que d'offrir un morceau de pain à un chien, et la raison qu'ils donnent à cette charité est qu'il n'existe pas d'être plus pauvre que lui.

Lorsqu'un Guèbre est à l'agonie on prend un chien dont on applique la gueule sur la bouche du mourant, afin qu'il reçoive son âme avec son dernier soupir. C'est là, pour cette âme, une épreuve que les Guèbres complètent de la façon suivante.

Avant de porter le corps au lieu de la sépulture, on le pose par terre, au dire d'Ovington. Un des amis du mort va battre la campagne et visiter les habitations environnantes pour chercher un chien. Dès qu'il l'a trouvé, il l'attire au moyen de quelque friandise et le conduit le plus près possible du cadavre.

Plus le chien approche du corps, plus on estime que le défunt approche aussi de la félicité. Si l'animal se décide à monter sur le défunt, et lui arracher de la bouche un morceau de pain, qu'on y a placé, c'est là une preuve de la parfaite félicité du mort, tandis que l'éloignement de l'animal fait désespérer de son bonheur éternel. (*Dict. de la Fable*, de Noël, 1801.)

Autrefois une marque distinctive de la noblesse française, pour les gentilshommes comme pour leurs dames, était d'avoir à leur suite un grand nombre de chiens. Cet usage existait encore sous François Ier.

On eût plutôt, dit un auteur, *vu un de nos anciens nobles sans épée, que sans son chien ou son oiseau sur le poing*. De là vient peut-être la coutume de contraindre un gentilhomme condamné à mort, de porter un chien sur ses épaules dans le lieu où il avait commis le crime.

On ne peut qu'admirer l'amitié singulière de nos ancêtres pour les chiens; grâce à cette affection, ils ont placé des levrettes pour supports de leur blason, et des chiens couchés aux pieds de leurs maîtres sur les tombeaux.

En 936 Everhard, duc de Franconie, brûla la petite ville d'Elmen, sur le Weser, et passa tous ses habitants au fil de l'épée. L'empereur Henri Ier fit le procès au duc et à ses complices, qu'il condamna à porter, chacun un chien sur leurs épaules, du lieu de leur demeure, jusqu'à Magdebourg. (*Dictionnaire universel*, 1772.)

VII

LE CHAT

Le chat appartient très-probablement à la race des tigres; il en a les mouvements, la forme, bien souvent la robe et toujours, plus ou moins, les mœurs. A l'état sauvage, il rappelle en toutes choses ce dangereux félin.

Quant au chat domestique, il a d'autres allures et est plus civilisé, mais la meilleure éducation possible ne lui ôte pas entièrement son amour de l'indépendance et sa rudesse. A un moment donné, il retrouve tout cela et fait usage de ses griffes : ses yeux câlins deviennent terribles et lancent des éclairs.

La démarche du chat est vive et légère, il est d'une souplesse merveilleuse, et dans sa jeunesse rien n'égale sa gracieuseté. Cet animal aime à jouer, et fait le divertissement de tous ceux qui le regardent prendre ses ébats.

Qui ne connaît la prédilection du cardinal de Richelieu pour les chats?

L'Éminence rouge en avait toujours plusieurs auprès de lui dans son cabinet.

La propreté du chat est extrême, rien n'est plus facile que de le dresser à faire ses nécessités dans un lieu particulier. Une fois cette éducation faite, il cache ses ordures et les couvre soigneusement. On croirait presque qu'il a honte d'accomplir ce besoin naturel.

Le chat, qui guette sa proie comme le meilleur et le plus patient chasseur, fait aux souris une guerre acharnée : par malheur, il poursuit aussi les oiseaux et les croque, si on laisse ceux-ci à sa portée.

Voleur par nature, le chat ne se fait aucun scrupule de s'emparer de ce qui lui convient : il est absolument sans foi ni loi à cet égard, et cependant s'il est trop bien nourri, il devient paresseux, et les rats n'ont plus à craindre sa vigilance. Un chat ainsi abâtardi se prélassera sur les meubles de l'appartement, sans même retourner la tête pour flairer le rongeur qui passe à sa portée.

Quoi qu'en disent les ennemis du chat, il s'attache énormément à son maître et à la maison où il est né. Il s'en éloigne avec difficulté et prend difficilement l'habitude d'une nouvelle demeure.

Les chats de Paris, les angoras surtout, lorsqu'une opération indispensable les a rendus sédentaires et tout à fait sages, font exception à cette règle. Ils mènent une vie d'intérieur exemplaire, et pourvu qu'ils retrouvent les personnes qu'ils affectionnent et les objets qui les entourent ordinairement, demeurent fort satisfaits, et ne cherchent jamais à s'enfuir.

La conformation de l'œil du chat lui permet d'apercevoir sa proie aussi bien la nuit que le jour; sa prunelle se dilate alors dans l'obscurité comme celle des oiseaux de proie, tandis qu'elle se retrécit au contraire devant une lumière éclatante.

En général, la forme du chat est gracieuse et agréable, ses proportions sont bien prises et sa physionomie exprime un air de finesse qui est encore relevé par la forme du front, de la tête et de la position des oreilles.

La chatte entre en chaleur deux fois par an, au printemps et à l'automne; elle est beaucoup plus ardente que le mâle qu'elle cherche, qu'elle poursuit, qu'elle appelle : les hauts cris, les miaulements qu'elle pousse, tout annonce la vivacité de ses désirs.

La chatte porte généralement de 50 à 55 jours, et met bas de quatre à cinq petits qu'elle a soin de cacher et de transporter dans un trou, lorsqu'elle craint que le mâle ne les dévore ; ce qui arrive quelquefois.

L'attachement dure un mois; passé ce temps, la mère s'en va à la chasse pour ses chatons, et leur apporte des rats, des souris et des petits oiseaux. Bientôt elle instruit ses petits dans l'art de la rapine, et finit par leur laisser le soin de veiller à leur subsistance. Les chats parviennent à leur croissance complète à 15 mois; ils peuvent engendrer à un an, époque à laquelle on doit les faire châtrer, si l'on veut éviter qu'ils sentent mauvais ou qu'ils prennent des allures vagabondes.

Le chat est généralement peu sujet aux maladies, j'ai pourtant eu souvent l'occasion d'observer chez lui l'éruption cutanée que l'on appelle la gale.

Chez le mâle, cette maladie est souvent occasionnée par le contact, tandis que chez la femelle, elle provient souvent des suites d'un lait mal passé.

Le traitement de cette maladie chez le chat est le même que pour le chien. Pour la chatte il faut lui faire passer son lait, et le traitement est alors le même que pour la chienne.

Lorsqu'un chat est prédisposé à la rage, il est triste et refuse les aliments. Sa démarche est lente ; il ne joue plus, son poil se hérisse et perd son lustre. Il fuit les caresses, et si on le touche, il griffe ou cherche à mordre.

Bientôt, à l'exemple du chien, il fuit le logis et attaque des ongles et de la dent tout ce qui se trouve sur son passage. C'est de préférence aux chats qu'il s'adresse. Sa voix change, elle devient rauque, souvent complétement éteinte.

A dire vrai, la rage est très-rare chez ces animaux.

VIII

LES OISEAUX

Parmi les êtres animés et créés pour les jouissances de l'homme, les oiseaux forment une des classes les plus nombreuses et les plus variées, comme aussi une des plus intéressantes par ses mœurs.

Les uns se distinguent par la beauté de leur plumage, les autres par la mélodie de leur voix, ceux-ci par le charme qu'ils introduisent dans notre logis, ceux-là par le talent de la parole qui leur est particulier.

Les oiseaux de nos climats, offrent un plumage moins resplendissant que ceux des pays méridionaux. Dans l'Inde, en Amérique, dans le sud de l'Afrique, les arbres sont couverts de paillettes, de rubis, d'émeraudes volantes : ce sont là les couleurs éclatantes des joyaux des forêts tropicales qui brillent comme des diamants dans un riche écrin.

Un grand nombre de ces merveilleux oiseaux peuvent s'acclimater chez nous, sans s'y reproduire, mais leur conservation exige les soins les plus constants et les plus assidus.

Parmi nos oiseaux indigènes, il en est un grand nombre, qui ne vivent pas bien en cage : tout d'abord le rossignol, ce mélodieux virtuose de nos bois, dont le gosier n'a pas de rival dans la nature, quoique l'on vante souvent le bengali à son égal.

Un plaisir inconnu à l'habitant des villes,

c'est ce concert délicieux dont nos bois retentissent. La nature tout entière chante son hymne de reconnaissance pour le créateur.

Après le rossignol, vient le chardonneret, le plus joli hôte de nos buissons, rival quelquefois heureux du serin des Canaries avec lequel il s'accouple volontiers, et dont le produit est le serin de couleur verte.

Je citerai ensuite la fauvette et le pinson dont le plumage est moins brillant, mais dont la voix est pleine d'harmonie, et bien d'autres encore, qui viennent faire mélodieusement leur partie, cachés dans leur retraite de verdure, en ajoutant leurs notes sonores à l'ensemble général de l'orchestre aérien.

L'existence de chaque oiseau a son but, sa nécessité d'existence. On peut dire de ces êtres gracieux qu'ils enrichissent la nature en l'embellissant.

Quelques-uns délivrent la terre des insectes

nuisibles à nos récoltes ; tandis que d'autres servent à notre nourriture. Ceux que nous retenons si cruellement en cage ne sont-ils pas dociles et soumis ? ils nous amusent par leur ramage et se laissent instruire comme les animaux susceptibles d'être soumis à une éducation plus étendue. N'a-t-on pas vu des serins savants dont les exercices étaient fort remarquables?

Si plusieurs espèces d'oiseaux paraissent inutiles dans la création, c'est qu'on n'a pas assez scrupuleusement étudié le but du créateur.

Tout sert dans la nature à l'harmonie générale. Ainsi l'a voulu le grand et sublime ouvrier. A chacun sa tâche : l'homme qui est le plus magnifiquement doué de tous les êtres, est le seul qui faiblisse quelquefois à sa mission divine.

La plupart des oiseaux se fixent dans la

contrée qui les a vus naître. Il en est pourtant qui abandonnent leur sol natal suivant les saisons, et qui cherchent une température plus conforme à leurs besoins, ou bien un climat plus doux.

Ces oiseaux voyageurs constituent souvent une richesse pour les pays qu'ils traversent et pour celui au milieu duquel ils s'arrêtent.

L'instinct qui les guide si merveilleusement ne leur apprend pas toujours néanmoins à éviter les piéges que l'homme leur tend : c'est apparemment Dieu qui a décidé cela, et tout est pour le mieux de la sorte.

Presque tous les animaux vivent fort longtemps, et pourtant ceux qui sont esclaves ont la vie beaucoup moins longue. Ils sont sujets à des maladies qui abrégent leurs jours. Eloignés de leur élément naturel, privés du plus impérieux de leurs besoins : la liberté, ils s'abandonnent souvent à un ennui invincible qui les tue. Pauvres captifs ! leurs ailes ployées deviennent un fardeau trop lourd pour eux et ils sont étouffés.

On devine leur souffrance à la façon dont leur plumage est hérissé.

Les plus petits, dont la croissance est très-prompte, vivent moins longtemps. Cependant un grand nombre d'entre eux prolongent leur existence jusqu'à douze ou quinze ans. Certains vont jusqu'à cinquante et même plus ; tels sont : les corbeaux, les pies, les corneilles, différents oiseaux de proie, et les perroquets. On a vu des lignées de plusieurs générations, surtout parmi les femelles de ces volatiles.

Les oiseaux ont à peu près les mêmes organes que les quadrupèdes, à cette différence près, seulement, qu'ils sont de nature diverse.

Leur corps allongé, arrondi par-dessous, large en avant, et comprimé sur les côtés est couvert de plumes légères qui augmentent le volume de sa superficie, sans pour cela le rendre beaucoup plus pesant. Le cou long et mince de l'oiseau, susceptible de se raccourcir et de se rallonger, de se mouvoir librement dans tous les sens, est terminé par une petite tête dont les deux mâchoires prolongées et figurées de diverses manières sont dépourvues de dents, mais armée d'une corne dure et tranchante.

Le squelette de l'oiseau, quoique formé des mêmes pièces que celui des quadrupèdes, est néanmoins fort différent, la tête surtout, présente une structure très-curieuse et un mécanisme admirable. On reconnaît cela dans la boîte osseuse du crâne, l'occiput, les pariétaux, le coronal unis par des structures légères. La mâchoire supérieure est mobile comme l'inférieure, et l'on conçoit facilement combien cette seule différence est remarquable dans toute la structure de la tête.

J'ajouterai ici une observation qui, je crois,

n'a pas encore été faite, c'est que cette mâchoire est formée par l'os propre qui répond aux propres du nez des animaux quadrupèdes.

L'œil est le principal organe des oiseaux, car la vue est celui de leur sens qui leur est le plus utile. C'est d'elle qu'ils reçoivent les impressions vives et multipliées, qui décident en grande partie leurs mouvements, la direction qu'ils prennent et le caractère de leur existence.

Les oiseaux aperçoivent de très-loin le plus petit objet, et grâce à la position de leurs yeux, ils distinguent à la fois tous les points d'un immense horizon. Cet avantage ne seconde pas le mécanisme de l'organe, car leurs yeux sont extrêmement gros, par rapport à ceux des quadrupèdes; ils ont deux membranes de plus.

L'une placée dans le grand angle, fait l'office d'une troisième paupière et tend à modérer l'impression d'une lumière trop vive; l'autre formée par l'expansion du nerf optique, offre une surface considérable où se reflètent des rayons lumineux.

Après le sens de la vue, le plus parfait est celui de l'ouïe chez les volatiles. Sa sensibilité se remarque par leur facilité à retenir et à répéter les sons et même les paroles.

Bien que leurs oreilles soient privées de conques externes, l'intérieur n'en est pas moins travaillé avec le même soin que chez les quadrupèdes.

Le sens du goût paraît être fort borné chez les oiseaux, si l'on en juge par la conformation du palais et de la langue et par la nature des aliments qu'ils préfèrent.

Ceux qui se nourrissent de graines ont la langue presque cartilagineuse, fort peu charnue, recouverte d'une peau dure et sèche. La forme de cet organe est triangulaire.

Ceux qui mangent de la viande, ont la

langue beaucoup moins sèche et la peau de l'organe en est infiniment plus mince.

Chez les quadrupèdes, le poumon est un viscère circonscrit, divisé en deux lobes et contenu en entier dans la poitrine. Chez les oiseaux, cet organe dont la substance est bien plus légère et plus expansible se prolonge jusque dans le bas-ventre.

Il résulte de cette conformation un mécanisme admirable, qui permet aux oiseaux de filer des sons à volonté sans reprendre haleine et cela, même pendant le mouvement d'un vol rapide.

Le chant des oiseaux dans l'état de liberté, est tantôt l'expression du désir et de la tendresse, tantôt une hymne d'action de grâces envers le Tout-Puissant qui leur a donné la vie, ou bien un gai refrain pour témoigner leur joie lorsqu'ils s'ébattent aux rayons du soleil. On dirait qu'ils boivent l'oxygène, tant ils ont l'air heureux de l'absorber à pleins poumons.

La plupart des oiseaux ne chantent qu'au printemps, dans la saison des amours.

Si ceux qui sont esclaves continuent plus longtemps, c'est que c'est là leur seule distraction. Peut-être est-ce pour eux une suite du *Super flumina Babylonis*.

Leurs voix possèdent différents timbres et, l'on trouve chez ces jolis petits virtuoses de l'air, des *soprani* aussi bien que des *contralti*.

Ceux dont la trachée-artère est d'abord osseuse et ensuite cartilagineuse, émettent généralement des sons graves. Ceux dont la conformation est opposée, produisent des cris aigus et perçants.

IX

LE PERROQUET

L'esclavage est un bienfait pour cet oiseau car il développe chez lui l'organe de la voix et en perfectionne la souplesse. On voit le perroquet pleurer, rire, imiter le cri d'un enfant, d'un chien, d'un chat; chanter et contrefaire parfaitement la voix humaine.

Le perroquet est d'ordinaire d'un caractère très-doux : il aime passionnément à être caressé, et s'attache presque exclusivement à une seule personne. Quelquefois même il meurt de chagrin quand on l'en sépare. Cet oiseau conçoit également une aversion très-marquée et que rien ne guérit. Il devient alors très-méchant lorsqu'on le contrarie.

Un perroquet qui parle sert de compagnon à une personne isolée : il y en a de fort intelligents qui paraissent comprendre ce qu'ils disent. Ils répondent et appellent, et dans la solitude on est amusé et récréé par leurs reparties.

Au milieu d'un nombre incalculable d'histoires relatives à des perroquets, celle de l'oiseau à plumage gris de mademoiselle Mars m'a paru fort drôle.

Un des fermiers de la célèbre actrice était venu lui rendre ses comptes : on le fit attendre dans l'antichambre, où l'oiseau trônait sur son perchoir. Le paysan le regardait attentivement, et admirait cette *belle volaille* en se demandant pourquoi les dindons n'avaient pas ces éclatantes couleurs.

L'animal, fort gâté, se trouva impatienté de cet examen et cria de sa grosse voix au paysan.

— Veux-tu t'en aller, manant!

Le fermier resta stupéfait; il ôta son chapeau et adressa à son interlocuteur une profonde révérence en lui disant:

— Pardonnez-moi, monsieur, je vous prenais pour un oiseau.

L'espèce la plus généralement répandue est celle du perroquet gris, à queue rouge qui apprend bien vite à parler, surtout quand son précepteur est un enfant, ce qui ne l'empêche pas de détester les bambins et de leur porter une jalousie extrême.

Un trait particulier du caractère du perroquet est cette extrême jalousie.

Les perroquets qui arrivent de Guinée sont vigoureux, et deviennent très-vieux.

Le perroquet vert est plus gros que le gris, surtout celui originaire des Amazones. Son corps est d'un beau vert, ses ailes sont striées de rouge et de bleu, tandis que la tête est jaune.

Cette espèce est moins commune que la grise, et Dieu merci! ne pousse pas comme elle des cris assourdissants. Le perroquet vert a la même intelligence que son congénère gris; il est susceptible de la même éducation. On le fait venir des Molluques.

Parmi tous les oiseaux, le perroquet est le seul qui soit sujet à certaines maladies, et auquel on prodigue les soins.

Ces maladies sont la *chantire* que l'on reconnaît parfaitement par la difficulté qu'éprouve le perroquet à parler, à manger et à respirer; le siége de cette maladie occupe toujours l'intérieur du bec et se manifeste par de gros boutons.

Pour guérir ce mal, il faut d'abord maintenir ferme le perroquet et lui extraire avec les ciseaux la grosseur qui existe ; puis, on a le soin de cautériser pendant quelques jours la plaie avec du nitrate d'argent.

La goutte est une maladie également fréquente chez les perroquets : elle se manifeste par une faiblesse dans les pattes, causée par la gêne des articulations. Il faut, pour guérir cette affection, faire des frictions avec de l'alcool camphré, entourer les pattes de flanelle, et envelopper les bâtons du perchoir avec du drap. Il est inutile de recommander ici la précaution de tenir le perroquet toujours au chaud et de lui éviter les courants d'air.

La troisième maladie dont peut être atteint le perroquet, est l'épilepsie dont il est très-facile de reconnaître l'existence chez les oiseaux de cette espèce, quand on les a vus tomber plusieurs fois comme évanouis, secouant la tête, et laissant échapper parfois un peu de salive par le bec.

J'ai souvent eu l'occasion d'observer cette maladie, et de tous les remèdes que j'ai employés, il n'en existe qu'un seul qui m'ait réussi quelquefois. Je le livre tel quel à la connaissance de mes lecteurs.

Dès qu'on s'aperçoit de l'existence de cette affection, il faut faire des lotions sur la tête de l'oiseau avec de l'eau froide, trois fois par jour; donner 5 gouttes de teinture d'aconit, mêlées dans 50 grammes d'eau ordinaire, comme boisson pendant une quinzaine de jours. On pose, en outre, chaque jour un léger synapisme aux pattes.

Ici se termine ma brochure. J'offre ce petit guide aux personnes qui aiment les animaux et qui les soignent.

Je n'ai pas eu la prétention d'écrire un livre littéraire, encore moins un livre savant. Appelé par état à soulager les souffrances d'êtres intéressants, j'ai beaucoup observé leurs mœurs et je crois les bien connaître. Je sais quelle place importante ils occupent souvent dans les affections de leurs maîtres et combien de vrais chagrins leur perte cause fréquemment à des âmes sensibles.

J'ai voulu donner à celles-ci les moyens de remplacer le médecin qui, dans certaines contrées est souvent introuvable.

On ne traite pas un bichon de la Havane

comme un chien de basse-cour et il faut avoir beaucoup observé pour apprécier la délicatesse du tempérament de ces animaux.

Mes lecteurs, je l'espère, comprendront les motifs qui m'ont guidé, et ils voudront bien excuser l'insuffisance de ce travail en faveur de mon désir de leur être agréable. Je m'estimerai très-heureux si j'ai atteint mon but et si je réussis à leur conserver, grâce à mes conseils désintéressés, les petits favoris de leur maison, les êtres gracieux que Dieu a mis près de l'homme pour le distraire et pour lui tenir compagnie.

SANFOURCHE.

TABLE

—

Paris. — Imprimerie VALLÉE, 15, rue Breda.